Ätherische Öle

Anfängerguide zur Kraft der ätherischen Öle.
Inklusive 100 Rezepte.

Nina Straus

Inhalt

Kapitel 1 - Was sind ätherische Öle?

Ätherische Öle können auf den ersten Blick ganz schön abschreckend sein, es gibt immerhin über 90 verschiedene davon! Dieses eBook ist die perfekte Einführung in die Welt der ätherischen Öle. Es behandelt die grundlegenden Fragen, erklärt den Hintergrund der Kunst der Aromatherapie, enthält detaillierte Beschreibungen von Heilungsmethoden und Rezepte zur Heilung häufiger Gesundheitsprobleme. Dieser Guide enthält alles, was Sie wissen müssen, um die unglaubliche Heilkraft dieser natürlichen Produkte nutzen zu können.

Es gibt hier kein vorausgesetztes Wissen für den Leser; selbst wenn Sie *absolut nichts* über ätherische Öle wissen, werden Sie nicht mit technischem Jargon oder Fachwörtern überschüttet. Sie können allerdings erwarten, dass Sie nach Abschluss dieses Buches selbstsicher genug sein werden, Ihre und die Gesundheit anderer mit der Kraft ätherischer Öle zu verbessern.

Die potenziellen Nutzen für die Gesundheit, die durch richtige Anwendung erzielt werden können sind sind überragend. Bergamotteöl wir oft genutzt, um die Aufmerksamkeit zu verbessern, während das ätherische Öl des Lavendels und der Geranie genutzt wird um Ruhe zu schenken. Es gibt Öle, die man gegen Depressionen einsetzen kann, andere können verwendet werden, um die Grippe zu bekämpften. Die Anwendung von Ölen ist fast endlos und ich hoffe, dass ich

Ihnen mit diesem Buch die Welt der ätherischen Öle zeigen und eröffnen kann.

Einfach gesagt sind ätherische Öle konzentrierte Essenzen aromatischer Mischungen. Im alten China glaubte man, dass diese Pflanzen- und Blütenessenzen die Seele des Organismus darstellten. Es handelt sich oft um klare Flüssigkeiten und, trotz des Wortes "Öl" im Namen ist die Konsistenz oft dem Wasser ähnlicher als einem Öl. Ätherische Öle können aus Kräutern, Blüten, Früchten und vielen mehreren organischen Dingen hergestellt werden. Zwischen 400 und 500 ätherische Öle werden kommerziell hergestellt, es gibt allerdings viel mehr verfügbare Varianten. Ätherische Öle sind typischerweise sehr komplex, einzelne Varianten enthalten oft hunderte von aromatischen Komponenten. Da ätherische Öle aus natürlichen Quellen stammen enthalten sie keine schädlichen oder synthetischen Chemikalien, die unbekannte schädliche Auswirkungen auf den Körper haben

Ätherische Öle sind ein wichtiger Inhaltsstoff in vielen Konsumprodukten der heutigen Zeit, besonders in Lebensmitteln und Kosmetik. Um sie herum ist außerdem die Aromatherapie aufgebaut. Ätherische Öle sind perfekt für individuelle Behandlung, da sie leicht zugänglich und so nützlich sind. Nicht nur können sie therapeutisch verwendet werden, sondern auch in Lebensmitteln, Reinigungsmitteln oder einfach wegen ihrer wohlriechenden Eigenschaften. Es gibt ein paar Tinkturen, die mehrere praktische Anwendungen haben, und die in der natürlichen Welt um uns versteckt sind und nur darauf warten, entdeckt zu werden.

Kapitel 2 - Die Geschichte ätherischer Öle

Seit Tausenden von Jahren werden ätherische Öle in verschiedenen Kulturen verwendet um Krankheiten zu heilen und Symptome zu lindern. Die alten Ägypter waren womöglich die erste große Zivilisation, die ätherische Öle regelmäßig wegen ihrer therapeutischen Wirkung und für andere Zwecke (zum Kochen, zur Schönheitsbehandlung und für religiöse Zeremonien) einsetzte. Einige ätherische Öle wie zum Beispiel Myrrhe wurden für ihre antibakteriellen Eigenschaften genutzt und waren ein wichtiger Teil der Einbalsamierung. Dieser Verwendung von ätherischen Ölen und ihren therapeutischen Eigenschaften wurde von den Ägyptern an die Griechen weiter gegeben, die sie viel für Massage und Aromatherapie nutzten.

Ätherische Öle haben sogar gewannen sogar die Zustimmung des berühmten griechischen Arztes Hippokrates, oft bekannt als 'der Vater der Medizin'. Er verschrieb sie wegen ihrer therapeutischen Eigenschaften als Teil eines ganzheitlichen Ansatzes für Patientengesundheit. Später fingen die Römer an, die Kraft der ätherischen Öle und ihre therapeutischen Fähigkeiten zu nutzen, und verwendeten sie zur Reinigung von religiösen und politischen Gebäuden und in Dampfbädern als Krankheitsvorsorge. Ätherische Öle hatten eine so hohe Bedeutung in alten Zeiten, dass sie zwei der drei Geschenke, Myrrhe und Weihrauch, an Jesus ausmachen. Ätherische Öle waren tatsächlich für viele Nationen wertvolle Handelsgegenstände.

Während dem Mittelalter nutzten Magier die Kraft der ätherischen Öle um medizinische Beschwerden zu heilen, auch wenn ihre therapeutische Wirkung oft als außerhalb der Grenzen der der Medizin dieser Zeit gesehen wurde. Erst in modernen Zeiten feierten ätherische Öle eine Renaissance dank des französischen Chemikers René Gattefossé während dem frühen 20. Jahrhundert. (Er prägte den Begriff Aromatherpaie - die Verwendung von ätherischen Ölen und anderen aromatischen Substanzen zu therapeutischen Zwecken).

Der pariser Arzt Jean Valnet nutzte ätherische Öle ebenfalls, um seine Patienten im zweiten Weltkrieg zu behandeln. Seine Arbeit in diesem Bereich stand mit den Forschungen zweier Zeitgenossen, Dr. Jean-Claude Lapraz und Dr. Paul Belaiche, in Verbindung, die feststellten, dass die heilenden Eigenschaften ätherischer Öle ihrer antibakteriellen, antiviralen, antiseptischen und antifungalen Wirkung zuzuschreiben waren. Neuere Studien bestätigen dies. Heute ist die Nutzung ätherischer Öle für therapeutische Zwecke weit verbreitet und wird an Millionen von Patienten verschrieben. In einer Zeit der fortgeschrittenen und industrialisierten Medizin wenden sich viele wieder an alte, natürliche Heilmethoden um ihr physisches Selbst zu erhalten, zu reparieren und zu verbessern.

Kapitel 3 - Wie man reine ätherische Öle findet

Der Extraktionsprozess von ätherischen Ölen unterscheidet sich stark je nach Ursprungsmaterial und verfügbaren Technologien. Die älteste und vielleicht einfachste Methode, ätherisches Öl zu extrahieren ist ein Prozess bekannt als

Enfleurage. Die Methode ist relativ simpel, das Produkt, aus dem das Öl gewonnen werden soll, wird zerstoßen und der gewonnene Puder wird mit einem Lipid (wie Oliven- oder Pflanzenöl) zu einer Paste vermischt. Die Öle aus der Quelle durchdringen das Lipid und die mit ätherischen Ölen versetzte Mischung wird dann verarbeitet, um das Produkt von dem Abfallprodukt zu trennen. Durch den Gewinn eines recht ergiebigen Endproduktes war diese Methode recht häufig, da es an Wissen und Erfahrung für komplexere Extrahierungsprozesse fehlte. Der Prozess der Herstellung von ätherischen Ölen wurde mit der Zeit immer komplexer. Archäologische Funde aus dem mittleren Osten, wie töpferne Destillenen mit Rückständen von aromatischen Stoffen deuten darauf hin, dass fortgeschrittene Extrahierungsmöglichkeiten bereits in alten Zeiten bekannt waren. Heute bedeuten bessere Methoden dass wir sehr reine und raffinierte ätherische Öle produzieren können. Die reinsten ätherischen Öle erhält man durch einen Prozess der Dampfdestillation, wo eine Lösung aus dem Ausgangsprodukt hergestellt wird, die erhitzt wird und beim Verdunsten die ätherischen Öle hinterlässt. Dieser werden später durch Kondensation eingesammelt, nachdem sie im System ausgekühlt sind. Die Reinheit von ätherischen Ölen ist besonders wichtig, wenn es um ihre therapeutische Anwendung geht.

Eine weitere Möglichkeit, ätherische Öle zu gewinnen ist die Verwendung von *Lösungsmitteln*. Die Verwendung von chemischen Lösungsmitteln wird von professionellen Aromatherapeuten eher abgelehnt, da es der unnatürlichste Weg der Extraktion ist. Die Idee hinter der Methode ist, dass alle Lösungsmittel, die in der Extraktion genutzt werden, entfernt werden, doch hin und wieder bleiben leichte Spuren im Produkt zurück. In dieser Methode wird die Pflanze, aus der das Öl gewonnen werden soll, in einem chemischen Lösungsmittel aufgelöst. Die am meisten verwendeten Lösungsmittel sind: Methylenchlorid, Hexan und Benzol. Diese Lösungmittel haben einen niedrigeren Siedepunkt als die ätherischen Öle und verdampfen so, und hinterlassen das reine ätherische Öl.

Eine der beliebtesten Methoden ist die *Dampfdestillation*. Das ist ein simples Vorgehen, in dem frisch geerntete Pflanzen über kochendes Wasser gehängt werden. Der Dampf, der aus dem Wasser aufsteigt extrahiert das

Öl aus der Pflanze. Der aufsteigende Dampf wird aufgefangen und durch ein Rohr geleitet bevor er abkühlt. Wenn der Dampf wieder kondensiert trennen sich die ätherischen Öle vom Wasser, da sie sich nicht vermischen können.

Ätherische Öle zur therapeutischen Verwendung gewinnen

Um die therapeutischen Wirkstoffe von ätherischen Ölen nutzen zu können ist es wichtig, dass das Produkt von hoher Reinheit und Qualität ist. Ätherische Öle, die diesen Ansprüchen entsprechen können allerdings sehr teuer sein, da viel organische Materie benötigt wird um einen Milliliter Öl zu produzieren. Zusätzlich ist es weit günstiger, die Öle zu extrahieren, wenn man sub-standard Techniken anwendet. Typischerweise verlangt die Extraktionstechnik, die in bester Ölqualität resultiert sowohl teure Destillationsausrüstung und das Wissen eines Profis. Leider fehlt es auf dem Markt für ätherische Öle an Regulationen. Auch wenn dies auf der einen Seite bedeutet, dass ätherische Öle leicht erwerblich sind macht es die Zertifikation des Produkts für den Kauf schwer. Daher gibt es für uns als Kunden dieser wertvollen Stoffe ein paar Dinge, auf die wir achten sollten, gerade wenn wir online ätherische Öle für therapeutische Zwecke einkaufen:

Sind die Informationen zum Produkt ausreichend? Wird zum Beispiel der lateinische Name des Pflanzenart genannt? Wird die Ursprungsquelle des Extrakts genannt?

Wird in der Produktinformation angegeben, dass das Öl 100% rein ist? Gibt es Hinweise darauf, dass die Öle mit anderen Substanzen verfälscht wurden?

Wenn Sie das Produkt erhalten, ist es ausreichend und korrekt beschriftet? Riecht das Produkt so, wie Sie es erwarten?

Ist das Produkt deutlich günstiger als andere Produkte auf dem Markt? Wenn ja, ist es wahrscheinlich, dass die Qualität oder Reinheit des Produkts für den Preis gelitten hat (wenn es zu schön ist um wahr zu sein, dann ist es meistens nicht wahr.)

Scheint der Verkäufer legitim? Scheint er über das Produkt, das er verkauft, Bescheid zu wissen? Scheint der Verkäufer vertrauenswürdig?

Hat der Verkäufer, von dem Sie kaufen wollen, gute Bewertungen? Wenn möglich versuchen Sie Bewertungen der Firma von Dritten zu finden und sich nicht auf die zu verlassen, die Sie auf der Firmenwebsite finden können.

Auch wenn es schwer sein kann, sicher zu sein, dass man ein legitimes Produkt kauft gilt das beim Onlinekaufen für alle Produkte, nicht nur für ätherische Öle. Es ist wichtig, diese Vorkehrungen vor einem Kauf zu treffen, um sich selbst als Konsument zu schützen und sicher zu gehen, ein Produkt von höchster Qualität zu erhalten. Vergessen Sie nicht, wenn Sie den Verdacht haben, dass die Qualität eines gekauften Öls nicht astrein ist, *nutzen Sie es nicht für therapeutische Zwecke!*

Kapitel 4 - ätherische Öle aromatisch, äußerlich und innerlich nutzen

Ätherische Öle können auf verschiedenen Wegen angewendet werden. Eine der grundlegenden und effektivsten Methoden (je nach zu behandelndem Symptom) ist die äußerliche Anwendung. Das gilt nicht nur für die Behandlung von äußerlichen Erkrankungen (wie Hautirritationen oder blaue Flecke) sondern ist auch oft ein Weg, innere Beschwerden (wie Kopfschmerzen oder Übelkeit) zu behandeln. Diese Methode ist mit der vielleicht traditionellsten Art der therapeutischen Behandlung verbunden, der Massagetherapie. Wenn ätherische Öle auf die Haut aufgetragen werden werden sie relativ schnell absorbiert, da sie aus winzigen Molekülen bestehen, die schnell in die Haut wandern. Das bedeutet, dass sie in der Lage sind, schneller als andere therapeutische Behandlungen ins Blut überzugehen.

Ein weiterer Weg, ätherische Öle zu verabreichen ist über direkte oder indirekte Inhalation. Im ersten Fall wird ein persönlicher Inhalator mit dem Öl bestückt und sein Dampf wird über Nase oder Mund eingeatmet. Für letztes wir üblicherweise ein Verdampfer verwendet, durch den die Öle im Raum verteilt werden. Diese Methoden sind oft am besten, wenn es um die Behandlung von Atemwegserkrankungen, einer Grippe oder Erkältung, einer Sinusinfektion oder ähnlichem geht. Die letzte und wohl am wenigsten übliche Methode, ätherische Öle zu nutzen ist über Einnahme. Auch wenn diese Technik geeignet ist, um bestimmte therapeutische Ziele zu erreichen kann es unsicher sein, sie anzuwenden, besonders wenn sie nicht von einem Profi verschrieben wurde. Bestimmte ätherische Öle können die Leber oder die Nieren schädigen, wenn sie eingenommen werden oder können Nebenwirkungen mit bestimmten Medikamenten auslösen. Außerdem können Kontraindikationen auftreten, wenn ätherische Öle im Verdauungstrakt verarbeitet werden. Suchen Sie immer zuerst den Rat eines Profis, bevor sie Öle oral einnehmen.

Über diese drei Wege können ätherische Öle in den Körper gelangen (über die Haut, über Inhalation oder Einnahme); die aktiven Inhaltsstoffe interagieren auf verschiedene Weise mit dem Körper. Wenn sie über die Haut oder den Mund eingenommen werden erreichen die Inhaltsstoffe das Blut wie ein normales Medikament. Sie zirkulieren dann durch den Körper und können lokale Wirkung auf Symptome haben. Wenn eingenommen werden die Öle von Verdauungstrakt verarbeitet, bevor sie im Blut zirkulieren und den Rest des Körpers erreichen.

Wenn die Öle durch Nase oder Mund inhaliert werden interagieren sie mit einer Vielzahl verschiedener Systeme im Körper. Das olfaktorische System ist für die Kontrolle des Geruchssinns verantwortlich. Da ätherische Öle sehr aromatisch sind kann ihre Interaktion mit dem olfaktorischen System ein wichtiger Teil ihrer therapeutischen Anwendung sein. Inhalierte Moleküle können außerdem indirekt mit dem Atemsystem interagieren, was eine nützliche Methode zur Behandlung von Atembeschwerden und den Lungen sein kann.

Man glaubt, dass die inhalierten Öle einige ihrer therapeutischen Effekte über Interaktion mit verschiedenen Rezeptoren im Gehirn erhalten, welche im limbischen System angesetzt sind. Dieses System ist verantwortlich für eine Reihe von physiologischen Reaktionen, inklusive des Herzschlags, des Blutdrucks, der Erinnerung, Atmung und Stress- und Hormonspiegel. Das hilft zu erklären, warum ätherische Öle sowohl auf das physiologische als auch das emotionale Wohlbefinden des Menschen wirken können.

Kapitel 5 - Sicherheitsvorkehrungen bei der Verwendung ätherischer Öle

Es ist wichtig über die richtige Anwendung von ätherischen Ölen Bescheid zu wissen, da eine falsche Anwendung gesundheitsschädlich sein kann. Die folgenden Punkte sollten bei jeder Anwendung von ätherischen Ölen beachtet werden:

Durch die hohe Konzentration von Chemikalien in ätherischen Ölen können sie Hautirritationen verursachen.

Große Mengen ätherischer Öle können, wie jedes reine chemisch Produkt, giftig sein (bei Einnahme), und zur Schädigung von Leber und anderen Organen führen.

Es ist wichtig, ätherische Öle korrekt und (normalerweise) in verdünnten Konzentrationen zu verwenden.

Einige ätherische Öle können Photosensitivität auslösen oder phototoxisch sein. Das steigert das Risiko für Sonnenbrand oder Hautirritation bei Sonnenbestrahlung nach dem Auftragen der Öle. Wenn Sie unsicher sind, ob ein bestimmtes Öl diese Symptome auslösen kann sollten Sie direkte Sonneneinstrahlung nach Benutzung vermeiden.

Wenn ätherische Öle bei Kindern eingesetzt werden sollten sie stärker verdünnt werden als die Dosis für Erwachsene. Auch wenn es für einige Öle Ausnahmen gibt ist es am besten, die Öle nur bei Kindern über 6 Jahren anzuwenden.

Ätherische Öle sollten sicher und außerhalb der Reichweite von Kindern aufbewahrt werden und nur verwendet werden, wenn Erwachsene dabei sind, die über die korrekte Verwendung Bescheid wissen.

Menschen mit Allergien sollten die Öle vor Anwendung verdünnt auf ein kleines Stück Haut auftragen. Warten Sie eine Stunde und fahren nur mit der therapeutischen Behandlung fort wenn keine Symptome auftreten.

Ätherische Öle sollten nicht im Gesicht verwendet werden, besonders nicht in Augen und Ohren. Die Öle werden allgemein nach etwa einer halben Stunde von der Haut aufgenommen, daher sollte Kontakt mit Augen und Ohren für diese Zeit nach Auftragen vermieden werden.

Schwangere und stillende Mütter sollten keine ätherischen Öle anwenden.

Menschen, die unter Asthma leiden sollten die ätherischen Öle nicht inhalieren.

Sprechen Sie vor dem Beginn einer jeden Behandlung mit ätherischen Ölen mit Ihrem Arzt.

Trotz all dieser Vorkehrungen haben klinische Sicherheitsstudien gezeigt, dass es sehr wenige negative Nebenwirkungen durch die therapeutische Verwendung von ätherischen Ölen gibt, wenn sie korrekt angewendet werden. Viele Öle werden für kommerzielle Zwecke genutzt und wir wissen es nicht einmal, so sicher sind sie.

Kapitel 6 - Die besten ätherischen Öle und eine Einführung zu Trägerölen

Wie bereits erwähnt gibt es Hunderte von ätherischen Ölen mit therapeutischer Wirkung, und man kann sie aus einer großen Menge organischer Materie gewinnen. Viele haben sich überschneidende Wirkungen, während andere einzigartig in ihrem therapeutischen Potenzial sind. Im Folgenden finden Sie eine detaillierte Liste mit den 20 beliebtesten Ölen zusammen mit ihren häufigsten Anwendungsbereichen:

Lavendel

Lavendel (*Lavendula*) wird hauptsächlich zur Extraktion ätherischer Öle angebaut und trägt typisch violette Blüten und hat silber/grüne Blätter. Als eines der vielseitigsten ätherischen Öle hat Lavendel eine lange Geschichte von therapeutischer Nutzung dank seiner verschiedenen Anwendungsmöglichkeiten. Er wird zum Beispiel oft wegen seiner beruhigenden Eigenschaften genutzt, er kann aber auch eine Energie- und Kraftquelle sein. Ein französischer Wissenschaftler - manchmal 'Vater der Aromatherapie' genannt - René Gattefossé, machte den Lavendel für seine hautheilende Wirkung berühmt, nachdem er in einer Laborexplosion schwere Verbrennungen erlitten hatte. Diese Wirkung resultiert aus den antibakteriellen und entzündungshemmenden Eigenschaften des Lavendels; er kann auch für kleine Schnitte und Hämatome genutzt werden. Es handelt sich um eines der wenigen ätherischen Öle, das bei bestimmten Gelegenheiten pur angewendet werden kann - allerdings nur nachdem ein Profi zu Rate gezogen würde. Lavendel ist ein essenzielles ätherisches Öl, das in keinem Zuhause fehlen.

Pfefferminze

Eine der wichtigsten therapeutischen Qualitäten der Pfefferminze (*Mentha Piperita*) ist ihre magenberuhigende Wirkung. Als ätherisches Öl kann diese Wirkung über das Auftragen von ein paar verdünnten Tropfen auf die Haut des Bauches erzielt werden. Zusätzlich kann Pfefferminze in müde Muskeln einmassiert werden um die Schmerzen zu lindern (dank dem beruhigenden Menthol, das in der Pflanze enthalten ist). Pfefferminzöl kann auch auf die Schläfen aufgetragen werden um Kopfschmerzen zu lindern, um zu beleben und die Nase zu befreien. Außerdem löst Pfefferminze ein Völlegefühl nach dem Essen aus, da es einen Bereich des Gehirns anspricht, der dafür verantwortlich ist. Daher kann Pfefferminze genutzt werden, um dieses Gefühl über Inhalation hervorzurufen. Konzentrierte Mengen von hochqualitativem Pfefferminzöl sollten mit Vorsicht genossen werden, da es sehr kraftvoll ist und die Haut irritieren kann.

Eukalyptus

Die Pflanzenspezies, von der Eukalyptus stammt - *Eucalyptus Globulus* - stammt aus Australien, doch die therapeutische Verwendung des Öls ist noch nicht lange bekannt. Eukalyptus ist ein sehr dynamisches ätherisches Öl und wird meist als eines der ersten in der Aromatherapie verwendet, da seine Anwendungsgebiete so vielseitig sind. Es hat entzündungshemmende, krampflösende, antiseptische, antibakterielle und abschwellende Wirkung (um nur ein paar zu nennen) und kann für die Behandlung vieler Beschwerden genutzt werden - von Läusen über Asthma bis zu geistiger Erschöpfung. Es handelt sich um eins der 5 besten Öle, und Sie sollten es immer zur Hand haben.

Zitrone

Dies ist eins der bekanntesten ätherischen Öle durch die Allgegenwart des gewöhnlichen Zitronenbaums (*Citrus limon*). Die Essenz der Zitrone ist vermutlich am bekanntesten für ihre Verwendung in der Küche. Zitrone hat allerdings auch ein fantastisches Potenzial für die therapeutische Anwendung da es stark reinigende Eigenschaften besitzt. Als eine gute Quelle des Antioxidants D-limonen kann die Zitrone genutzt werden, um die Haut zu erfrischen und zu reinigen, den Kopf von Stress zu befreien und das Immunsystem anzukurbeln. Sie ist auch effektiv gegen Plaque, Zahnfleischentzündungen und Karies und kann daher als Mundspülung verwendet werden.

Kamille

Kamillenessenz ist in zwei Varianten erhältlich: eine bezogen aus der romanischen Kamille (*Anthemis nobilis*), die andere aus der deutschen Kamille (*Matricaria chamomilla*). Die beiden sind sich recht ähnlich und haben eine Bandbreite üblicher Anwendungen, doch jede besitzt ihre eigenen, spezifischen therapeutischen Fähigkeiten. Erstere ist besonders als Beruhigungsmittel geeignet, während letztere stark entzündungshemmend wirkt. Beide Varianten können angewandt werden für: als Antidepressiva; für Kreislaufprobleme; und für die äußerliche Anwendung zur Behandlung von Narben und Fehlern der Haut.

Weihrauch

Weihrauch hat eine lange Geschichte als ätherisches Öl, es wird und wurde viel als heiliges Öl in verschiedenen Religionen genutzt. Es wird aus dem Harz des Weihrauchbaums gewonnen (*Boswellia carteri*) und wurde von den alten Ägyptern für Gesichtsmasken zur Verjüngung genutzt. Die aktiven Inhaltsstoffe in diesem Öl stehen mit mentaler Wachheit und Fokussiertheit in Verbindung und können äußerlich angewandt werden um die Konzentration zu verbessern. Außerdem kann Weihrauch als anit-aging Mittel und zur Hautbefeuchtung genutzt werden und kann auch helfen, die Gesundheit des Harnsystems zu bewahren.

Geranie

Geranie wird aus den Blättern und Stielen des *Pelargnoi-um Odorantissiumum* gewonnen. Mit einem Duft ähnlich dem der Rose kann die Essenz der Geranie verwendet werden, um beschädigtes Gewebe zu regenerieren, was es einen zytophylaktischen Fähigkeiten zu verdanken hat (, die die Regeneration von toten Zellen und die Produktion neuer anregen). Es kann daher verwendet werden um zum Beispiel Schnitte, Quetschungen, Entzündungen, Ekzeme und Geschwüre zu behandeln. Außerdem hat es einen hemostatischen Anteil, was bedeutet, dass es die Blutungsstärke reduzieren kann. Die Geranienessenz ist auch eine gute Behandlung für Stress und die Symptome von PMS.

Ingwer

Wie Pfefferminze kann Ingwer (*Zingiber officinale*) kann effektiv in der Behandlung von Symptomen von Beschwerden des Verdauungssystems angewandt werden. Probleme wie Übelkeit, Sodbrennen und Verstopfung können mit Hilfe dieses ätherischen Öls gelindert werden. Außerdem kann das frische Aroma des Ingwers belebende Wirkung haben und wach machen, während eine äußerliche Anwendung des Öls den Kreislauf ankurbelt und die Symptome von Arthritis lindert.

Neroli

Auch wenn es am bekanntesten für seine Verwendung in *Eau de Cologne* ist (und vermutlich eine der geheimsten Zutaten in Coca-Cola!) hat die Essenz der Neroli auch eine Bandbreite an therapeutischen Wirkungen. Gewonnen aus der Blüte der Bitterorange (*Citrus aurantium*) kann Neroli therapeutisch als starkes Antidepressivum, gegen bakterielle und virale Infektionen des Darms, zur Behandlung von Hautinfektionen, als Schutz gegen Grippe und Erkältung und sogar als Aphrodisiakum angewendet werden.

Was sind Trägeröle?

Trägeröle sind sehr wichtige Substanzen in der Welt der ätherischen Öle. Sie erlauben es uns, ätherische Öle ausreichend für den therapeutischen Gebrauch zu verdünnen und haben oft selbst therapeutische Eigenschaften. Trägeröle sind meist pflanzenbasiert und werden aus der Nuss, dem Samen oder Kern einer Pflanze gewonnen. Sie haben normalerweise einen hohen Fettsäuregehalt und viele Vitamine, Mineralien und Nährstoffe. Und dank seiner typisch neutralen Eigenschaften sind Trägeröle perfekt für die Nutzung mit aktiven, volatilen Inhaltsstoffen wie ätherischen Ölen. Anders als ätherische Öle haben Trägeröle allgemein weniger Einschränkungen zum sicheren Gebrauch.

Wozu braucht man Trägeröle?

Als rein aromatische Essenz organischer Materialien enthalten ätherische Öle einige volatile und hochkonzentrierte natürliche Bestandteile. Dank diesen volatilen Bestandteilen können wir ätherische Öle für einige beeindruckende therapeutische Anwendungen nutzen; es sind allerdings die selben volatilen Bestandteile, die die Haut irritieren können, wenn man sie unverdünnt aufträgt. Während ein paar wenige ätherische Öle pur verwendet werden können ist es generell empfehlenswert, ein Trägeröl zu nutzen, wenn man ein ätherisches Öl therapeutisch anwendet.

Was ist der Unterschied zwischen Trägerölen und ätherischen Ölen?

Wie bereits zuvor kurz angesprochen sind ätherische Öle *nicht wirklich Öle*. Sie sind *lipophile* Lösungen. Dieser Begriff beschreibt Substanzen, die von Ölen und Fetten angezogen werden. Normalerweise sind lipophile Lösungen wasserabweisend und anders herum. Denken Sie an das Verhalten von Wasser in Öl, und vice versa; das würde auch passieren, wenn Sie versuchen würden ein ätherisches Öl mit einem wasserbasierten Träger zu mischen statt mit einem ölbasierten.

Außerdem werden ätherische Öle nicht schlecht oder ranzig, auch wenn sie über lange Zeit aufbewahrt werden, doch sie verlieren ihre Wirkung durch Oxidation (chemische Reaktion mit Sauerstoff in der Luft). Was passiert ist ähnlich mit dem, was passiert wenn Gewürze für lange Zeit im Regal verstaut werden. Sie werden nicht wirklich schlecht, doch verlieren Geschmack und Würze. Trägeröle jedoch können ranzig werden, da sie viel Fett enthalten.

Trotz der Unterschiede teilen ätherische Öle und Trägeröle mehrere sich ergänzende Qualitäten, die dafür sorgen, dass sie bei therapeutischer Anwendung so gut zusammen arbeiten. Zum einen haben sowohl Trägeröle als auch ätherische Öle beide ihre eigenen therapeutischen Effekte - wenn man sie zum Beispiel in einer Aromatherapie Behandlung mischt kann das ätherische Öl für die antiviralen oder antiseptischen Effekte sorgen, während das Trägeröl nährende Vitamine abgibt. Außerdem werden sowohl Trägeröle als auch ätherische Öle einfach von der Haut aufgenommen und gelangen damit schnell ins Blut. Das ist wichtig, um den vollen therapeutischen Nutzen von ätherischen Ölen genießen zu können und auch der Grund dafür, warum Mineralöle ('Babyöl') nicht als Trägeröle genutzt werden können. Sie bestehen normalerweise aus größeren Molekülen, die nicht so leicht von der Haut aufgenommen werden können (was gut ist, da sie normalerweise aus Petrochemikalien gewonnen werden). Drittens macht die chemisch träge Natur der Trägeröle sie ideal für die Verwendung mit den weit flüchtigeren ätherischen Ölen. Das bedeutet, dass die natürlichen Eigenschaften von ätherischen Ölen, die so wichtig für ihre therapeutische Anwendung sind, nicht vermindert oder verändert werden, wenn man sie mit Trägerölen kombiniert.

Verändert oder beeinflusst das Aroma der Trägeröle das der ätherischen Öle?

Allgemein gesagt wird das Aroma eines ätherischen Öls nicht von dem eines Trägeröls beeinflusst. Letzte haben normalerweise einen recht neutralen oder leicht süßen Duft, der von dem starken Geruch, der so typisch für ein ätherisches Öl ist, komplett überdeckt wird. Wenn ihnen auffällt, dass ein Trägeröl einen starken Duft hat kann es daran liegen, dass es ranzig ist. Das lässt sich durch einen ätzenden, bitteren Geruch erkennen. Wenn Sie glauben, dass ein Trägeröl ranzig geworden ist sollten Sie es wegwerfen. Außerdem ist es wichtig, Trägeröle in Glas aufzubewahren, da ihr neutrales Aroma leicht das seines Gefäßes (zum Beispiel Plastik) annimmt.

Dinge, auf die Sie beim Kauf von Trägerölen achten sollten

Wie beim Kauf von ätherischen Ölen ist es beim Kauf von Trägerölen sehr wichtig auf ihre Qualität zu achten - besonders wenn man sie therapeutisch Nutzen will. Die besten Trägeröle sind normalerweise kalt gepresst. Manchmal findet man sie im Supermarkt (zum Beispiel Traubenkernöl); doch man sollte auf dem Etikett überprüfen, dass das Produkt tatsächlich durch diesen Prozess hergestellt wurde. Das lässt sich an dem Wort 'kalt gepresst' oder ähnlichem erkennen. Wenn keine Extraktion dieser Art auf dem Etikett aufgeführt ist lässt sich annehmen, dass das Produkt nicht kalt gepresst wurde. Hitze und Extraktion durch Lösungsmittel können die delikaten Stoffe und Nährstoffe in Trägerölen schädigen.

Trägeröle mit ätherischen Ölen mischen

Bevor Sie Trägeröle mit ätherischen Ölen mischen ist es wichtig, ein paar wichtige Faktoren zum richtigen Mischen zu beachten. Als erstes und am wichtigsten ist das Verhältnis, zu dem Sie mischen - also welche Menge der Mischung aus ätherischen Ölen und welche aus Trägerölen bestehen soll. Normalerweise ist der Löwenanteil der Mischung das Trägeröl, doch es ist wichtig darauf zu achten, dass die Lösung nicht zu verdünnt oder zu konzentriert ist. Um diese Probleme zu vermeiden folgen Sie den Rezepten zum Mischen von Trägerölen mit ätherischen Ölen und testen die Mischung immer erst auf einem kleinen Stück Haut um eine Irritation auszuschließen, bevor sie mit der richtigen Behandlung beginnen. Zweitens ist es wichtig, das passende Trägeröl für das ätherische Öl, das Sie nutzen wollen, zu finden. Wenn Sie zum Beispiel eine Mischung erstellen wollen, die Sie äußerlich auf der Haut anwenden können sollten Sie ein Trägeröl wählen, dass gut auf die Haut wirkt, wie zum Beispiel Avocadoöl. Diese Faktoren werden wir später genauer diskutieren, wenn wir über die Top 10 der Trägeröle zur Verwendung in der Aromatherapie sprechen.

Die Grundlagen der Trägeröle haben wir oben abgedeckt, jetzt wenden wir uns der Top 10 der Trägeröle zur Verwendung mit ätherischen Ölen zu. Sie werden Informationen zu den praktischsten und am häufigsten genutzten Trägerölen erhalten. Wie ätherische Öle haben Trägeröle ihre eigenen, bestimmten Eigenschaften, die bei der Verwendung für therapeutische Mischungen mit ätherischen Ölen, nicht außer Betracht gelassen werden sollten. Einige Trägeröle beziehungsweise ätherische Öle passen besonders gut zusammen, da sich ihre Eigenschaften ergänzen. Im folgenden finden Sie eine Liste der Top 10 der Trägeröle, ihre besonderen Qualitäten und die Arten von Behandlungen, für die sie am besten geeignet sind.

Hier sind die häufigsten Arten der Trägeröle:

Avocadoöl

Avocado (*Persea Americana*) ist ein sehr zähes Trägeröl, das aus dem fleischigen Gewebe um den Avocadokern gewonnen wird. Naturbelassen hat das Öl einen sehr nussigen Geschmack, enthält viele einfach gesättigte Fettsäuren und ist essbar. Wenn es durch kalte Pressung gewonnen wird hat Avocadoöl eine leuchtend grüne Farbe. es handelt sich um ein dickflüssiges Öl, ist reich an Vitamin A und D und enthält große Mengen Lecithin (gut für trockene Haut, Ekzeme, Stress und Angst), Potassium und Vitamin E. Aufgrund dieser Qualitäten ist es eine gute Wahl wenn es mit ätherischen Ölen zur Behandlung der Haut verwendet wird. Typischerweise wird es, aufgrund seiner Dickflüssigkeit und seines Preises mit günstigeren Trägerölen zu 10:30 vermischt. Avocadoöl hält sich für etwa 12 Monate.

Borretschsamenöl

Borretschöl wir aus den Samen des Gurkenkrauts (*Borago officinalis*) gewonnen, ein einjähriges Kraut aus der mediterranen Gegend. Diese Pflanze ist auch bekannt unter dem Namen 'Siebenstern'. Borretschöl enthält große Mengen an *y-linolen Säure,* die entzündungshemmende und antithrombotische Eigenschaften hat. Daher eignet es sich für die Behandlung von rheumatologischesn Beschwerden, wie Arthritis oder Gicht und der Vorbeugung von Blutgerinnungsstörungen, wie tiefer Venenthrombose. Borretschöl ist außerdem eine gute Wahl für die Behandlung von Hauterkrankungen wie Akne. Es handelt sich um ein sehr teures Öl, es kann mit anderen Trägern gemischt werden und erhält seine einzigartigen therapeutischen Effekte. Die Haltbarkeit von Borretschöl liegt zwischen 9 und 12 Monaten..

(Hinweis: Menschen mit Lebererkrankungen sollten Borretschöl meiden, da es Stoffe enthält, die heptatoxisch sein können. Außerdem sollte Borretschöl während der Schwangerschaft verhindert werden, da es Hinweise gibt, dass eine frühzeitige Entbindung auslösen kann.)

Kokosnussöl

Mit leichter Textur, durchsichtig und geruchlos wird fraktioniertes Kokosnussöl (*Cocos nicifera*) aus der inneren Nuss der Frucht (oder Nuss) der Kokospalme gewonnen. Es hat viele spezifisch therapeutische Eigenschaften, unter anderem antibiotische, keimtötende, antivirale und antifungale Qualitäten. Es kann entweder allein genutzt werden oder in Verbindung mit teureren Trägerölen. Es ist relativ günstig und hält sich unbegrenzt, daher ist es ein tolles Trägeröl.

Nachtkerzenöl

Dieses Öl hat eine extrem feine Textur und wird aus den Samen der krautigen Nachtkerzenblüte (*Oenothera biennis*) gewonnen, die auf dem amerikanischen Kontinent zuhause ist. Wir Borretschöl enthält Nachtkerzenöl große Mengen von entzündungshemmender und antithrombozytischer y-Linolsäure und ist reich an anderen Omega-6 Fettsäuren. Es ist eines der teuersten Trägeröle und wird meist mit einem günstigeren Trägeröl wie Traubenkernöl mit zum Teil nur 10 % Nachtkerzenöl gemischt. Die Haltbarkeit von Nachtkerzenöl liegt bei kurzen 6 Monaten und kann durch eine kleine Menge eines lang haltbaren Öls wie Weizenkeimöl, verlängert werden.

Traubenkernöl

Traubenkernöl ist ein praktisches Öl für die Aromatherapie, da es günstig und vielseitig ist. Wie der Name schon sagt wird es aus den Samen von Trauben gewonnen und handelt sich um ein klares Öl mit süßem, nussigem Aroma. Verschiedene Rebsorten der gemeinen Traube (*Vitus vinifera*) können in der Herstellung verwendet werden, Chardonnay und Riesling sind nur zwei Beispiele. Dank seiner Vielseitigkeit kann Traubenkernöl für verschiedene Anwendungen genutzt werden, von Massage bis Hautbehandlung. Mit hohem Linolsäuregehalt hat Traubenkernöl gute regenerative und befeuchtende Eigenschaften für die Haut. Da es sich um ein Abfallprodukt in der Weinherstellung handelt ist Traubenkernöl normalerweise recht günstig. Ein Nachteil von Traubenkernöl ist jedoch seine kurze Haltbarkeit von 6-12 Monaten.

Kapitel 7 - Ätherische Öle zum Abnehmen

Steigern Sie Ihre Stoffwechselrate

Den Metabolismus anzukurbeln hilft Ihnen dabei, schneller und effektiver Gewicht zu verlieren. Trinken Sie dieses Rezept um das zu erzielen:

Zutaten

3 Tropfen Pfefferminzöl
3 Tropen Ingweröl

Zubereitung/Anwendung
- Vermischen Sie die ätherischen Öle mit einer Tasse warmen Wasser und trinken das Rezept zwei mal täglich.

Fettverteilung
Nutzen Sie diese ätherischen Öle für eine gleichmäßige Figur

Zutaten

- 3 Tropfen Teebaumöl
- 2 Tropfen Zitronengrasöl

Zubereitung/Anwendung
- Vermischen Sie die ätherischen Öle
- Tragen Sie die Mischung auf die Stellen auf, an denen Sie

das meiste Fett haben und massieren sie ein.

Emotionen

Keine Kontrolle über die eigenen Emotionen zu haben führt oft zu übermäßigem Essen, was zur Gewichtszunahme führt. Dieses Rezept hilft Ihnen, Ihre Emotionen zu balancieren und sich zu beruhigen

Zutaten:

- 3 Tropfen Weihrauchöl
- 1 Teelöffel Avocadoöl
- 2 Tropfen Kamille
- 50 Tropfen Wasser für 1 Tropfen Öl

Zubereitung/Anwendung
- Vermischen Sie die Zutaten sorgfältig und inhalieren Sie über einen Inhalator
- Bei Bedarf so lange inhalieren, bis Sie sich besser fühlen.

Aktiv sein

Schmerzende Muskeln und Gelenke können durch zu wenig Bewegung verursacht werden. Ätherische Öle können dabei helfen, die Muskeln zu entspannen und Schmerzen lindern. Vor und nach dem Sport auftragen.

Zutaten:
- 1 Tropfen Kamillenöl
- 3 Tropfen Sandelholzöl

Zubereitung/Anwendung
- Fügen Sie die ätherischen Öle zu einem Teelöffel Trägeröl, Avocado oder Kokos, hinzu.
- Mehrfach tief in Muskeln und Gelenke einmassieren.

Leere Kalorien

Leere Kalorien zu bekämpfen hilft Ihnen beim abnehmen. Trinken Sie das Rezept täglich um beste Ergebnisse zu erzielen. Dieses Rezept wird jegliche Gelüste unterdrücken.

Zutaten:
- 3 Tropfen Weihrauchöl
- 2 Tropfen Rosenholzöl

Zubereitung/Anwendung
- Mischen Sie die ätherischen Öle mit einem Glas Wasser und trinken die Mixtur bis zu 3 Mal täglich

Stoffwechsel

Einfache Veränderungen im Lebensstil können den Gewichtsverlust beschleunigen und die Stoffwechselrate verbessern. Nehmen Sie ätherische Öle als Beispiel; mit einer ganzheitlichen Angehensweise, die keine Nebenwirkungen hat, steigert diese Methode nicht nur Ihren Stoffwechsel sondern sorgt auch für ein gesundes Selbstbild.

Zutaten
- 3 Tropfen Eukalyptusöl
- 1 Teelöffel Nachtkerzenöl

<u>Zubereitung/Anwendung</u>
- Fügen Sie 1-2 Tropen des Öls zu jedem Glas Wasser, dass Sie im Laufe des Tages trinken, hinzu oder massieren Sie sie in die Reflexzonen am Fuß ein.

Übermäßiges Essen
Ätherische Öle haben die Fähigkeit, Gelüste zu unterdrücken und die Wurzel des übermäßigen Essens zu eliminieren: Stress, Angst, Depression, Unsicherheit und ähnliches. Ein paar Tropfen dieser ätherischen Öle zu Ihrem Wasser hinzuzufügen hilft Ihnen bei der Kontrolle Ihres Essverhaltens.

<u>Zutaten:</u>
- 3 Tropfen Nachtkerzenöl
- 1 Teelöffel Kokosnussöl

<u>Zubereitung/Anwendung:</u>
- Fügen Sie 1-2 Tropfen zu einem Glas Wasser hinzu und trinken es vor einer Mahlzeit.

Gelüste
Mindern Sie Gelüste mit ätherischen Ölen um Ihren Appetit zu zügeln und Kontrolle über Ihr Essverhalten zurück zu erlangen.

<u>Zutaten:</u>
- 3 Tropfen Eukalyptusöl
- 1 Teelöffel Granatapfelöl

<u>Zubereitung/Anwendung:</u>
- Verdampfen Sie die Mischung in dem Zimmer, in dem Sie die meiste Zeit des Tages verbringen.

Cellulite

Trockenes Ausbürsten hat viele Vorteile, besonders wenn Sie Cellulite reduzieren wollen. Wenn Sie ätherische Öle mit dieser Methode kombinieren werden Sie früher als erwartet tolle Ergebnisse zu sehen bekommen.

Zutaten:
- 3 Tropfen Orangenessenzöl
- 1 Teelöffel Sonnenblumenöl

Zubereitung/Anwendung:
- Massieren Sie die Mischung täglich in die betroffenen Zonen ein.

Gewichtsverlust

Regulieren Sie Ihr Gewicht mit ätherischen Ölen. Sie sind toll, um den Appetit zu senken und Gelüste zu unterdrücken.

Zutaten:
- 3 Tropfen Zitronengrasöl
- 1 Teelöffel Avocadoöl

Zubereitung/Anwendung:
- Trinken Sie die Mischung mit einem Glas Wasser vor einer Mahlzeit oder im Laufe des Tages

Appetitbalance

Zwischen den Mahlzeiten zu essen ist ein häufiger Grund für ungewollte Gewichtszunahme, Aufgeblähtheit und mehr. Ätherische Öle können Ihnen jedoch dabei helfen, Ihren Appetit zu regulieren, sodass Sie nur noch zu den Mahlzeiten essen.

Zutaten:
- 2 Tropfen Orangenessenzöl
- 1 Teelöffel Traubenkernöl

Zubereitung/Anwendung:
- Fügen Sie die Mischung zu jedem Glas Wasser, das Sie im Laufe des Tages trinken, hinzu
- oder inhalieren sie aus einem sauberen Tuch

Gewichtszunahme verhindern
Verhindern Sie Gewichtszunahme mit ätherischen Ölen.

Zutaten:
- 20 ml süßes Mandelöl
- 10 Tropfen ätherisches Zitronenöl
- 5 Tropfen Geranienöl
- 6 Tropfen Kamillenöl
- 2 Tropfen Karottensaat

Zubereitung/Anwendung:
- Tragen Sie dieses Mittel auf Bereiche auf, in denen Sie zu viel Fett haben

Verdauungsunterstützung
Wenn Sie eine gute Verdauung haben, brauchen Sie nur ganz wenig um die Wirkung dieses Rezepts zu spüren.

Zutaten:
- 2 Tropfen Pfefferminzöl
- 3 Tropfen Oreganoöl

Zubereitung/Anwendung:
- Nehmen Sie das Öl zweimal täglich für bis zu zwei Wochen ein bis Ihr Körper darauf reagiert.

Appetit senken
Pfefferminzöl ist ein natürlicher Appetitsenker. Die Anwendung dieses Rezepts gibt Ihnen das Gefühl viel länger satt zu sein und damit weniger Kalorien aufzunehmen.

Zutaten:
- 2 Tropfen Pfefferminzöl
- 1 Tropfen Lavendelöl
- 1 Tropfen romanisches Kamillenöl
- 1 Teelöffel Kokosnussöl

Zubereitung/Anwendung:
- Gute mischen und mit dem Trägeröl verbunden außen auf den Hals auftragen.

Den Blutzuckerspiegel regulieren
Die Regulation des Blutzuckerspiegels hilft dem Körper dabei, nicht ständig nach mehr Essen zu verlangen, auch wenn Sie bereits gegessen haben.

Zutaten:
- 1 Tropfen Zimtöl
- 2 Tropfen Rosenholzöl
- 1 Tropfen romanisches Kamillenöl
- 1 Teelöffel Pflanzenöl

Zubereitung/Anwendung:
- Mit dem Trägeröl mischen und auf den Gaumen auftragen

Energie steigern
Die Energie zu steigern wird Ihnen dabei helfen, aktiver zu sein und so mehr Kalorien zu verbrennen

Zutaten:
- 2 Tropfen Lavendelöl
- 2 Tropfen Ingweröl
- 1 Tropfen Majoranöl
- 1 Tropfen Thymianöl

Zubereitung/Anwendung:
- Im Zimmer, in dem Sie die meiste Zeit verbringen, verdampfen.

Gelüste
Gelüste werden durch schlechte Ernährung oder emotionalen Stress verursacht. Nutzen Sie ätherische Öle um Gelüste unter Kontrolle zu halten

Zutaten:
- 2 Tropfen Kamillenöl
- 1 Teelöffel Jojobaöl

Zubereitung/Anwendung:
- Fügen Sie die Tropfen zu Wasser hinzu und trinken es mehrere Male über den Tag verteilt oder inhalieren direkt aus der Flasche.

Verjüngungsbad
Ätherische Öle sind eine perfekte Zugabe zu einem entspannen-
den Bad am Ende eines langen Tages. Ihr Körper bekommt die
Gelegenheit sich zu erholen und Sie fühlen sich jung und frisch.

Zutaten:
- 3 Tropfen grünes Minzöl
- 1 Teelöffel Pflanzenöl

Zubereitung/Anwendung:
- Täglich die Mixtur zum Badewasser hinzugeben

Energiebooster
Ätherische Öle können Ihnen helfen, sich zu reenergetisieren,
wenn Sie sie inhalieren. Um das Beste herauszuholen verdampfen Sie sie in dem Raum, in dem Sie die meiste Zeit verbringen.

Zutaten:
- 3 Tropfen Hagebuttenöl
- 1 Teelöffel Kokosöl

Zubereitung/Anwendung:
- Gut vermischen und verdampfen oder über einen Inhalator
  einatment
- Im Zimmer verdampfen, in dem Sie die meiste Zeit verbringen.

Gelüste zerstreuen
Geben Sie Ihren Sinnen etwas anderes zum fokussieren. Aromatherapie ist ein effektiver Weg Gelüsten beizukommen.

Zutaten:
- 3 Tropfen Pfefferminzöl
- 3 Tropfen Ingweröl

Zubereitung/Anwendung:
- In einem Zimmer verdampfen, in dem Sie viel Zeit verbringen, wie zum Beispiel das Wohnzimmer

Energetisieren Sie Ihre Zellen
Faule Zellen lassen den Stoffwechsel erschlaffen. Trinken Sie dieses Rezept mit ätherischen Ölen wöchentlich.

Zutaten:
- 3 Tropfen Teebaumöl
- 2 Tropfen Zitronengrasöl

Zubereitung/Anwendung:
- Zu einem Glas Wasser hinzufügen und einmal wöchentlich trinken.

Revitalisierendes Bad
Heiße Bäder verbrennen Kalorien, das können Sie durch das Hinzufügen ätherischer Öle noch verstärken.

Zutaten:
- 3 Tropfen Weihrauchöl
- 1 Teelöffel Avocadoöl
- 2 Tropfen Kamille
- 50 Tropfen Wasser pro 1 Tropfen Öl

Zubereitung/Anwendung:
- Mischen Sie die Öle und fügen sie einem heißen Bad zu.

Stimulieren Sie Ihren Darm
Eine gute Darmflora hilft beim Abnehmen und einer gesunden

Zutaten:
- 1 Tropfen Kamillenöl
- 3 Tropfen Sandelholzöl

Zubereitung/Anwendung:
- Zu einem Glas Wasser hinzufügen und einmal täglich trinken
  - am besten am Morgen, um die Verdauung anzukurbeln.

Appetit senken
Ihr Appetit spielt eine große Rolle dabei, wie viele Kalorien
Sie zuführen. Wenn Sie Ihren Essensplan regulieren und Ihren
Appetit senken dann werden Sie deutlichen Gewichtsverlust
bemerken.

Zutaten:
- 3 Tropfen Weihrauchöl
- 2 Tropfen Rosenholzöl

Zubereitung/Anwendung:
- Zu einem Glas Wasser hinzufügen und bei Bedarf trinken

Toxine loswerden
Toxine werden in Fettzellen gelagert, wenn Sie also Toxine ent-
fernen wollen dann tun Sie das am Besten gemeinsam mit den

überschüssigen Fettzellen.

Zutaten:
- 3 Tropfen Teebaumöl
- 3 Tropfen Zitronenöl

Zubereitung/Anwendung:
- Einmal wöchentlich mit einem Glas Wasser trinken.

Sich nach dem Essen voll fühlen

Pfefferminze ist ein ätherisches Öl, das Ihnen dabei hilft sich nach dem Essen länger satt zu fühlen.

Zutaten:
- 3 Tropfen Pfefferminzöl
- 1 Tropfen Myrrhenöl
- 2 Tropfen Sandelholzöl
- 1 Teelöffel Jojobaöl

Zubereitung/Anwendung:
- Gut vermischen und nach einer Mahlzeit einnehmen.

Den Kreislauf anregen

Der Kreislauf bringt Sauerstoff, Blut und Hormone in die Zellen, die eingesperrtes Gas und Abfall aus Ihren Zellen transportieren.

Zutaten:
- 1 Tropfen Kamillenöl
- 3 Tropfen Sandelholzöl

Zubereitung/Anwendung:
- Mischen Sie das ätherische Öl mit einem Teelöffel Trägeröl wie Avocado oder Kokosnuss.
- Mehrfach tief in die Bereiche mit schlechter Zirkulation einmassieren.

Zucker aufbrechen
Das ätherische Zimtöl hilft Ihrem Körper, Zucker besser in Energie aufzubrechen, die sonst als Fett gelagert werden würde.

Zutaten:
- 3 Tropfen Weihrauchöl
- 2 Tropfen Zimtöl

Zubereitung/Anwendung:
- Zu einem Glas warmes Wasser hinzufügen. Nach jeder Mahlzeit trinken.

Pfefferminz-Morgen-Bad
Starten Sie Ihren Tag voller Energie mit einem morgendlichen Bad und reduzieren gleichzeitig noch Essensgelüste und energetisieren Sie Ihren Körper.

Zutaten:
- 3 Tropfen Pfefferminzöl
- 3 Tropfen Lavendelöl

Zubereitung/Anwendung:
- Fügen Sie die Mixtur Ihrem morgendlichen Bad hinzu.

Blähungen verhindern
Pfefferminze ist ein tolles ätherisches Öl um Blähungen zu reduzieren, was sehr beim Abnehmen hilft.

Zutaten:
- 1 Tropfen Myrrhenöl
- 2 Tropfen Pfefferminzöl
- 1 Teelöffel Jojobaöl

Zubereitung/Anwendung:
Reiben Sie die Mixtur für ein paar Minuten auf Ihren Bauch

Wassereinlagerungen verhindern
Wassereinlagerungen können Müdigkeit, Schwellungen und Geschwollenheit verursachen. Massieren Sie täglich die betroffenen Bereiche.

Zutaten:
- 1 Tropfen Ravensaraöl
- 2 Tropfen Eukalyptusöl
- 1 tropfen Gelbkieferöl
- 1 Tropfen Zypressenöl
- 1 Teelöffel Sonnenblumenöl

Zubereitung/Anwendung:
Gut mischen und auf die müden Bereiche auftragen.

Kapitel 8 - Ätherische Öle gegen Stress

Beruhigung

Bei Inhalation beruhigt diese Mischung und macht froh, lindert Stress und schenkt Entspannung und Erholung.

Zutaten:
- 25 Tropfen Eukalyptusöl
- 1 Teelöffel Jojobaöl

Zubereitung/Anwendung:
- Mischen Sie die Zutaten und geben sie in eine Flasche oder Tube.
- Bei Bedarf daraus inhalieren

Schwitzen

Schwitzen kann von verschiedenen Faktoren, wie Hitze, Stress oder Anspannung, verursacht werden. Teebaumöl ist ein bekanntes zusammenziehendes Mittel und kann dabei helfen, Pilzinfektionen zu bekämpfen.

Zutaten:
- Zwei Tropfen Teebaumöl

Zubereitung/Anwendung:
- Mit einem Baumwolltuch auf die Schweißdrüsen auftragen
- Sie können es so oft benutzen, wie nötig

Gegen Angst
Wenn Sie unruhig sind. Dieses Rezept beruhigt Sie sofort.

Zutaten:
- 20 ml süßes Mandelöl
- 1 Tropfen Neroliöl
- 2 Tropfen süßes Basilikumöl
- 8 Tropfen Petitgrainöl
- 2 Tropfen Ylang Ylang Öl
- 6 Tropfen Bergamotteöl

Zubereitung/Anwendung:
- nur ein paar Tropfen dieses Öl werden Ihre Anspannung lindern

Stressessen
Ätherische Öle können Gelüste unterdrücken und die Ursachen an der Wurzel kappen; hilft gegen Stress, Angst, Depression und Unsicherheit. Ein paar Tropfen dieser ätherischen Öle vor dem Essen zu Ihrem Wasser hinzuzufügen wird Ihnen helfen, Ihr Essverhalten zu regulieren.

Zutaten:
- 3 Tropfen Eukalyptusöl
- 1 Teelöffel Trägeröl

Zubereitung/Anwendung:
- 1-2 Tropfen vor dem Essen mit einem Glas Wasser einnehmen.

Fliehen oder Kämpfen
Sie können mit ätherischen Ölen Gelüste bekämpfen und Ihren Appetit mindern oder wieder erlangen.

Zutaten:
- 3 Tropfen Eukalyptusöl
- 1 Teelöffel Granatapfelöl

Zubereitung/Anwendung:
Verdampfen Sie die Mischung in dem Raum, in dem Sie am meisten Zeit verbringen.

Stress loswerden
Stress kann sich auf ihr physisches Wohlbefinden und Ihre geistige Gesundheit auswirken. Reduzieren Sie Stress indem Sie diese ätherischen Öle in Ihren Schläfen massieren.

Zutaten:
- 3 Tropfen Eukalyptusöl
- 1 Teelöffel Trägeröl

Zubereitung/Anwendung:
- Massieren Sie diese Mischung in Ihre Schläfen, zweimal täglich, um dem Stress entgegen zu wirken.

Hilfreiches Management
Stress kommt von Innen und Außen. Nutzen Sie dieses Rezept um Ihre Nerven zu beruhigen.

Zutaten:
- 3 Tropfen Zitronengrasöl
- 1 Teelöffel Avocadoöl

Zubereitung/Anwendung:
- Fügen Sie die Tropfen vor dem Essen oder unter Tags einem Glas Wasser hinzu.

Die Gedanken kontrollieren

Stress hängt davon ab, wie Sie auf eine Situation reagieren. Lassen Sie das Problem nicht eskalieren, indem Sie zu viel darüber nachdenken und sich Sorgen machen. Dieses Rezept wird Ihnen dabei helfen, Ihre Atmung zu kontrollieren und damit Ihre Nerven zu beruhigen.

Zutaten:
- 2 Tropfen Orangenessenzöl
- 1 Teelöffel Traubenkernöl

Zubereitung/Anwendung:
- Fügen Sie die Mischung im Laufe des Tages zu einem Glas Wasser hinzu
- oder inhalieren Sie sie durch ein sauberes Tuch

Erschöpfung

Beruhigen Sie sich und reduzieren Erschöpfung.

Zutaten:
- 20 ml süßes Mandelöl
- 10 Tropfen Lavendelöl

- 5 Tropfen Geranienöl
- 6 Tropfen Kamillenöl
- 2 Tropfen Karottensaat

Zubereitung/Anwendung:
Nutzen Sie diese Mischung äußerlich. Sie können vier Tropfen verreiben, wenn Sie sich erschöpft fühlen.

Reizbarkeit
Wenn Sie sich reizbar fühlen dann seien Sie unbesorgt: Dieses Rezept wird Ihnen helfen, sich zu beruhigen.

Zutaten:
- 2 Tropfen Melaleucaöl
- 3 Tropfen Oreganoöl

Zubereitung/Anwendung:
- Nehmen Sie die Öle bei Bedarf zweimal täglich ein.

Verschleiß
Stress ist eine ständige Belastung für Ihren Körper da er ihn dazu zwingt, ständig Hormone freizusetzen, die zu Ihren Gefühlen beitragen.

Zutaten:
- 2 Tropfen Ingweröl
- 1 Tropfen Lavendelöl
- 1 Tropfen Zitronenöl
- 2 Tropfen Melaleucaöl
- 1 Tropfen romanisches Kamillenöl
- 1 Teelöffel Kokosnussöl

Zubereitung/Anwendung:
- Gut mischen und außen auf den Hals auftragen

Stressige Ereignisse
Ätherische Öle sind eine tolle Lösung bei Stress, da sie sofort wirken.

Zutaten:
- 1 Tropfen Thymianöl
- 2 Tropfen Rosenholzöl
- 1 Tropfen romanisches Kamillenöl
- 1 Teelöffel Pflanzenöl

Zubereitung/Anwendung:
- Mischen Sie die Öle und tragen sie auf den Gaumen auf.

Cortisol
Oft bekannt als das Stresshormon. Dieses Hormon beeinflusst die Reaktion Ihres Körpers auf Stress.

Zutaten:
- 2 Tropfen Lavendelöl
- 2 Tropfen Ingweröl
- 1 Tropfen Majoranöl
- 2 Tropfen Melaleucaöl
- 1 Tropfen Thymianöl

Zubereitung/Anwendung:
Lösen Sie die Öle in Olivenöl oder einem anderen Trägeröl und tragen die Mischung auf schmerzendes Zahnfleisch oder verdampfen Sie es im Raum und verteilen es auf Ihrem Kopfkissen.

Lust auf Zucker
Lust auf Zucker wird oft durch emotionalen Stress verursacht. Nutzen Sie ätherische Öle um Ihren Zuckergelüsten beizukommen.

Zutaten:
- 2 Tropfen Kamillenöl
- 1 Teelöffel Jojobaöl

Zubereitung/Anwendung:
- Fügen Sie die Tropfen zu Wasser hinzu und trinken es mehrere Male täglich oder inhalieren es aus der Flasche.

Adrenalin
Stress sorgt dafür, dass Adrenalin in Ihrem Körper ausgeschüttet wird; dieses Rezept soll in der Aromatherapie und über Diffusion angewendet werden.

Zutaten:
- 3 Tropfen grünes Minzöl
- 1 Teelöffel Trägeröl

Zubereitung/Anwendung:
Im Laufe des Tages durch Inhalation aus der Flasche oder Verdampfen anwenden.

Schlechtes Management
Ätherische Öle sind sehr effektiv dabei, zu einer Lösung beizutragen, die nicht einfach zu finden ist.

Zutaten:
- 3 Tropfen Eukalyptusöl
- 1 Teelöffel Trägeröl

Zubereitung/Anwendung:
Gut vermischen und durch einen Inhalator oder direkt aus der Flasche einatmen. Alternativ können Sie die Mischung auch in dem Raum verdampfen, in dem Sie am meisten Zeit verbringen.

Unsicherheit
Stress wird oft von Unsicherheit verursacht. Gehen Sie Ihre Unsicherheit an, indem Sie dieses Rezept für sofortige Wirkung auf Ihren Rücken auftragen.

Zutaten:
- 3 Tropfen Pfefferminzöl
- 3 Tropfen Ingweröl
- 1 Teelöffel Avocadoöl

Zubereitung/Anwendung:
- Mischen Sie die Zutaten und massieren Sie in Ihren Rücken ein.

Bauchschmerzen
Bauchschmerzen werden mit ständigem Stress in Verbindung gebracht. Ätherische Öle sind sehr effektiv, wenn es darum geht, Schmerzen und Unwohlsein zu beseitigen. Probieren Sie unten stehendes Rezept gleich aus.

Zutaten:
- 3 Tropfen Teebaumöl
- 2 Tropfen Zitronengrasöl

Zubereitung/Anwendung:
Reiben Sie die Mischung auf Ihren Bauch. Die kleine Massage hilft zusätzlich.

Stress von Außen

Stress kann von einer Vielzahl von Umweltfaktoren ausgelöst werden, die Ihre Stimmung, Ihre Konzentration beeinflussen können. Es ist außerdem ungesund, ständig angespannt zu sein. Dieses Rezept hilft Ihnen dabei, Stress mit Aromatherapie zu bekämpfen.

Zutaten:
- 3 Tropfen Rosenholzöl
- 1 Teelöffel Avocadoöl
- 2 Tropfen Kamillenöl
- 50 Tropfen Wasser auf 1 Tropfen Öl

Zubereitung/Anwendung:
Mischen Sie die Zutaten und inhalieren Sie sie aus einem Inhalator. Jederzeit anwendbar, wenn Sie sich gestresst fühlen.

Schulterschmerzen

Schulterschmerzen werden oft durch zu geringe Bewegung in der Schulter verursacht, was zu Steifheit und Anspannung führt. Ätherische Öle können helfen, die Muskeln zu entspannen und die Schmerzen zu lindern.

Zutaten:
- 1 Tropfen Kamillenöl
- 3 Tropfen Sandelholzöl

Zubereitung/Anwendung:
Mischen Sie die Zutaten mit einem Teelöffel Trägeröl, wie Avocado oder Kokos. Massieren Sie die Mischung dann mehrfach tief in die Schulter ein.

Hautentzündungen
Hautentzündungen werden verursacht, wenn die Haut beschädigt oder kaputt ist, viele Menschen erleiden Ausbrüche, wenn Sie gestresst sind. Ätherische Öle können helfen, die Haut zu reparieren und zu heilen, auf natürliche Weise, ohne chemische Hilfe

Zutaten:
- 3 Tropfen Calendulaöl
- 2 Tropfen Rosenholzöl

Zubereitung/Anwendung:
Tragen Sie die Mischung auf die betroffene Haut auf. Am besten tupfen Sie sie mit einem Baumwollschwämmchen so oft wie nötig auf.

Hautirritationen
Hautirritationen werden oft von Viren, Bakterien, Insekten und Hitze verursacht und verursachen Juckreiz und Rötungen, wenn Sie unbehandelt bleiben. Ätherische Öle können den Bereich

beruhigen und das Problem schnell und natürlich bekämpfen.

Zutaten:
- 3 Tropfen Teebaumöl
- 3 Tropfen Lavendelöl

Zubereitung/Anwendung:
Tragen Sie die Mischung auf die betroffene Stelle auf. Massieren Sie sie gut in die Haut ein um die Schmerzen zu lindern und den Heilungsprozess zu beschleunigen.

Unter Druck stehen
Der Stress des Lebens kann bei Zeiten schwer zu handhaben sein, doch Sie müssen das nicht aushalten: Probieren Sie mal dieses Rezept.

Zutaten:
- 3 Tropfen Strohblumenöl
- 1 Tropfen Myrrheöl
- 2 Tropfen Sandelholzöl
- 1 Teelöffel Jojobaöl

Zubereitung/Anwendung:
Gut mit dem Jojobaöl mischen und täglich in die Handgelenke massieren.

Und tief durchatmen
Atmen Sie tief durch, dann geht es weiter. Das hilft Ihnen, Ihre Balance wiederzufinden und zu fokussieren. Eukalyptus enthält Menthol, welches beim Befreien der Atemwege hilft. Myrte ist

bekannt für seine Vorteile beim ausgleichen von glandularen Schwankungen.

Zutaten:
- 1 Tropfen Ravensaraöl
- 2 Tropfen Eukalyptusöl
- 1 Tropfen Gelbkieferöl
- 1 Tropfen Zypressenöl
- 1 Teelöffel Sonnenblumenöl

Zubereitung/Anwendung:
Gut mischen und auf die Brust auftragen. Das ist besonders effektiv, wenn Sie ein Engegefühl in der Brust verspüren und nicht richtig Luft bekommen.

Für sich sorgen
Wenn Sie sich gestresst fühlen machen Sie die Situation nicht schlimmer, indem Sie nichts dagegen tun!

Zutaten:
- 2 Tropfen Ingweröl
- 1 Tropfen Lavendelöl
- 1 Tropfen Zitronenöl
- 2 Tropfen Melaleucaöl
- 1 Tropfen romanisches Kamillenöl
- 1 Teelöffel Kokosnussöl

Zubereitung/Anwendung:
Gut mischen und auf die Außenseite des Halses auftragen.

Unübliche Ereignisse

Stress tritt oft auf, wenn man sich in einer neuen Situation be-
findet und nicht weiß, wie man damit umgehen soll. Ätherische
Öle sind unabdingbar, um Sie in diesem Prozess zu begleiten.

Zutaten:
- 1 Tropfen Thymianöl
- 2 Tropfen Rosenholzöl
- 1 Tropfen romanisches Kamillenöl
- 1 Teelöffel Pflanzenöl

Zubereitung/Anwendung:
Mit dem Trägeröl mischen und auf den Gaumen auftragen.

Anspannung

Anspannung ist ein Stressymptom. Sie kann ihre Gelenke und
Muskeln beeinflussen. Es ist wichtig, die Situation unter Kontrolle zu bekommen und alle dadurch verursachten Schmerzen
zu lindern.

Zutaten:
- 2 Tropfen Lavendelöl
- 2 Tropfen Ingweröl
- 1 Tropfen Majoranöl
- 2 Tropfen Melaleucaöl
- 1 Tropfen Thymianöl

Zubereitung/Anwendung:
In Olivenöl verdünnen und auf verspannte Bereiche auftragen

Von Emotionen überwältigt
Stress kann Ihnen das Gefühl geben, überwältigt zu sein und
es ist wichtig, dass Sie sich nicht von diesem Gefühl aufzehren
lassen.

Zutaten:
- 2 Tropfen Kamillenöl
- 1 Teelöffel Jojobaöl

Zubereitung/Anwendung:
Fügen Sie die Tropfen zu Wasser hinzu und trinken es mehrere
Male täglich oder inhalieren es direkt aus der Flasche.

Schmerzende Gelenke
Stressbedingte Entzündungen können auch ihre Gelenke betref-
fen und jede Bewegung schmerzhaft machen, da das Blut nicht
gut zirkulieren kann.

Zutaten:
- 3 Tropfen grünes Minzöl
- 1 Teelöffel süßes Mandelöl

Zubereitung/Anwendung:
Massieren Sie Ihre Gelenke dreimal täglich. Jederzeit anwendbar.

Kapitel 9 - Ätherische Öle gegen Angst und Depression

Angst
Ätherische Öle sind sehr hilfreich in bestimmten Situationen. Wenn Sie unter Angst leiden kann dieses Rezept helfen, da es Sie schnell beruhigt.

Zutaten:
- 2 Tropfen Rosenholzöl
- 1 Tropfen Kamillenöl
- 1 Tropfen Sandelholzöl
- 1 Teelöffel Avocadoöl

Zubereitung/Anwendung:
Mischen Sie die Öle mit dem Trägeröl und füllen es in ein Gefäß, das Sie immer bei sich haben können. Wenn Sie unruhig sind massieren Sie die Mischung in Ihre Brust ein.

Aufbauend
Verbessern Sie Ihre Stimmung mit diesen ätherischen Ölen. Kamille beruhigt und ist ein antidepressives Stimmungswunder!

Zutaten:
- 1 Tropfen Kamillenöl
- 1 Teelöffel Jojobaöl

Zubereitung/Anwendung:
In dem Raum verdampfen, in dem Sie am meisten Zeit verbringen oder direkt aus der Flasche inhalieren.

Reiseangst
Dieses Rezept kann für Angst oder Reisen an unbekannte Orte genutzt werden.

Zutaten:
- 1 Tropfen Rosenholzöl
- 2 Tropfen Kamillenöl
- 1 Tropfen Zitronenöl

Zubereitung/Anwendung:
Zur Körpercreme hinzufügen und jederzeit auftragen.

Beruhigung
Bei Inhalation hilft diese Mischung, Spannungen zu lösen und verbessert die Laune, lindert Stress und schenkt Entspannung und Erlösung.

Zutaten:
- 25 Tropfen Eukalyptusöl
- 1 Teelöffel Jojobaöl

Zubereitung/Anwendung:
Mischen Sie die Zutaten und geben Sie in ein Fläschchen. Bei Bedarf aus der Flasche inhalieren.

Schwitzen

Schwitzen kann von verschiedenen Faktoren, wie Angst, hervorgerufen werden. Teebaumöl ist bekannt für seine zusammenziehende Wirkung und kann bei der Bekämpfung von Pilzinfektionen helfen.

Zutaten:
- 2 Tropfen Teebaumöl

Zubereitung/Anwendung:
Mit einem Baumwolltuch auf die Schweißdrüsen auftragen. Über den Tag verteilt bei Bedarf anwenden.

Bei Angst

Wenn ihr Haustier Angst hat oder angespannt ist wird dieses Rezept ihm sicher helfen.

Zutaten:
- 20 ml süßes Mandelöl
- 1 Tropfen Neroliöl
- 2 Tropfen süßes Basilikumöl
- 2 Tropfen Ylang Ylang Öl
- 6 Tropfen Bergamotteöl

Zubereitung/Anwendung:
Nutzen Sie nur ein paar Tropfen dieses Öl, wenn Sie sich auf den Weg in die Arbeit machen und es wird die Angst und Unruhe Ihres Haustieres lindern.

Bei Depressionen
Dieses ätherische Mischung im Raum zu verdampfen wird Ihnen helfen, sich besser zu fühlen.

Zutaten:
- 3 Tropfen Eukalyptusöl
- 1 Teelöffel Trägeröl

Zubereitung/Anwendung:
Im Raum verdampfen.

Keine Panik!
Lavendelöl ist unabdingbar für seine beruhigende, entspannende Wirkung im Gehirn. Es hilft Ihnen, sich in einer angespannten Situation zu entspannen.

Zutaten:
- 3 Tropfen Lavendelöl
- 1 Teelöffel Granatapfelöl

Zubereitung/Anwendung:
Verdampfen Sie die Mischung in dem Raum, in dem Sie am meisten Zeit verbringen.

Panikattacken lindern
Rosenöl ist bekannt dafür, Angst und Depressionen zu lindern, und es hilft gegen Panikattacken.

Zutaten:
- 3 Tropfen Rosenöl
- 1 Teelöffel Traubenkernöl

Zubereitung/Anwendung:
Geben Sie diese Mischung zu einem Fußbad und lassen Ihre Füße für 10-15 Minuten einweichen.

Schock und Überspanntheit lindern
Vetiveröl hat eine beruhigende, sichernde und entschleunigende Energie, die oft bei der Heilung von Traumata und zur Stabilisation verwendet wird.

Zutaten:
- 3 Tropfen Vetiveröl
- 1 Teelöffel Avocadoöl

Zubereitung/Anwendung:
- Fügen Sie die Tropfen zu einem Glas Wasser und trinken es vor den Mahlzeiten.

Beruhigender Effekte
Ylang Ylang lindert Sorgen und hilft mit Mut, Hochstimmung und Optimismus.

Zutaten:
- 2 Tropfen Ylang Ylang Öl
- 1 Teelöffel Traubenkernöl

Zubereitung/Anwendung:
Die Mischung zu jedem Glas Wasser am Tag hinzufügen oder bei Bedarf aus einem sauberen Tuch inhalieren.

Eine Angstreaktion abschwächen

Bergamotteöl beruhigt und wird oft zur Behandlung von Depressionen und für Energiegabe genutzt.

Zutaten:
- 20 ml süßes Mandelöl
- 10 Tropfen Lavendelöl
- 5 Tropfen Bergamotteöl
- 6 Tropfen Kamillenöl
- 2 Tropfen Karottensaat

Zubereitung/Anwendung:
Wenden Sie diese Mischung äußerlich an. Reiben Sie sie auf Ihre Knöchel und Fersen.

Innere Harmonie

Kamille sorgt für Harmonie in Ihrem Körper und Geist und lindert Sorgen.

Zutaten:
- 2 Tropfen Melaleucaöl
- 2 Tropfen Oreganoöl

Zubereitung/Anwendung:
Die Mischung zweimal täglich einnehmen bis die Infektion verschwindet.

Niedrige Energie steigern
Niedrige Energie und Depressionen gehen oft Hand in Hand.
Verbessern Sie Ihre Laune indem Sie für mehr Energie sorgen.

Zutaten:
- 1 Tropfen Zitronenöl
- 2 Tropfen Melaleucaöl
- 1 Tropfen romanisches Kamillenöl
- 1 Teelöffel Kokosnussöl

Zubereitung/Anwendung:
Gut mischen und und auf Innenarm und Oberschenkel auftragen.

Vertiefen Sie Ihre Entspannung
Weihrauch sorgt für eine beruhigende und tranquile Energie, die
toll gegen Depressionen und Angst ist. In der Aromatherapie
hilft es, den Geist zu beruhigen und eine Meditation zu vertiefen.

Zutaten:
- 1 Tropfen Weihrauchöl
- 1 Tropfen romanisches Kamillenöl
- 1 Teelöffel Ölivenöl

Zubereitung/Anwendung:
In dem Raum verdampfen, in dem Sie die meiste Zeit verbringen.

Ausgleich der Emotionen

Das limbische System ist mit dem Teil des Gehirns verbunden, der die Stresslevel kontrolliert, sowie Blutdruck und Hormonbalance. Das limbische System kontrolliert Emotionen, daher hilft das Riechen an bestimmten Ölen, Gefühle wie Freude, Frieden, Begeisterung und innere Zufriedenheit auszulösen.

Zutaten:
- 2 Tropfen Lavendelöl
- 2 Tropfen Ingweröl
- 1 Tropfen Majoranöl
- 2 Tropfen Melaleucaöl
- 1 Tropfen Thymianöl

Zubereitung/Anwendung:
Mit Olivenöl oder einem anderen Trägeröl mischen und auf wundes Zahnfleisch auftragen oder im Zimmer verdampfen und auf dem Kopfkissen verteilen.

Ungesunde Gelüste

Gelüste werden von emotionalem Stress und Depressionen ausgelöst. Nutzen Sie ätherische Öle um diesen Gefühlen beizukommen.

Zutaten:
- 2 Tropfen Kamillenöl
- 1 Teelöffel Jojobaöl

Zubereitung/Anwendung:
Geben Sie die Tropfen einem Glas Wasser bei und trinken mehrfach täglich daraus oder inhalieren direkt aus der Flasche.

Phobien kontrollieren
Ätherische Öle können Ihnen helfen, Ihre Ängste unter Kontrolle zu bringen. Dieses Rezept ist für Aromatherapie und Verdampfen geeignet.

Zutaten:
- 3 Tropfen grünes Minzöl
- 1 Teelöffel Olivenöl

Zubereitung/Anwendung:
Nutzen Sie es aromatisch über den Tag verteilt, indem Sie aus der Flasche inhalieren oder es im Raum verdampfen.

Selbstakzeptanz
Ätherische Öle können helfen, das Selbstwertgefühl zu steigern.

Zutaten:
- 2 Tropfen Nachtkerzenöl
- 1 Teelöffel Olivenöl

Zubereitung/Anwendung:
Gut mischen und über einen Diffusor einatmen oder direkt aus der Flasche inhalieren.

Schock
Lösen Sie einen Schock indem Sie dieses Palmarosarezept anwenden.

Zutaten:
- 3 Tropfen Palmarosaöl
- 3 Tropfen Ingweröl

Zubereitung/Anwendung:
Mischen Sie die Zutaten mit einem Teelöffel Avocadoöl und massieren es gut in die geschwollenen Knöchel ein.

Krampflösend
Mandarinenöl wirkt besonders gut um Ihre Laune zu heben und Muskelverspannungen zu lösen.

Zutaten:
- 3 Tropfen Mandarinenöl
- 3 Tropfen Lavendelöl

Zubereitung/Anwendung:
Tragen Sie die Mischung auf Ihre Muskulatur auf und reiben Sie gut in die Haut ein um Verspannungen zu lösen.

Bluthochdruck
Wildes Orangenöl hat heilende Eigenschaften und gibt Energie. Verdampfen Sie das Öl bevor Sie zu Bett gehen in Ihrem Schlafzimmer und beträufeln Ihr Kopfkissen damit.

Zutaten:
- 2 Tropfen wildes Orangenöl
- 2 Tropfen Ingweröl
- 1 Tropfen Majoranöl

- 2 Tropfen Melaleucaöl
- 1 Tropfen Thymianöl

Zubereitung/Anwendung:
Mit Olivenöl oder einem anderen Trägeröl mischen und auf schmerzendes Zahnfleisch auftragen und auf das Kissen träufeln.

Nervensystem
Rosenöl hat eine stimulierende Wirkung auf das Nervensystem wenn es unter Stress steht und beruhigt.

Zutaten:
- 2 Tropfen Kamillenöl
- 1 Teelöffel Rosenöl

Zubereitung/Anwendung:
Die Tropfen zu Wasser hinzugeben und mehrfach am Tag trinken oder direkt aus der Flasche inhalieren.

Selbstbewusstsein
Ätherische Öle können Ihnen Selbstbewusstsein schenken.

Zutaten:
- 3 Tropfen grünes Minzöl
- 1 Teelöffel Trägeröl

Belebendes Patschulibad
Patschuliöl hilft beim Lindern von Depressionen. Fügen Sie
ein paar Tropfen zu Ihrem Badewasser hinzu, wenn Sie traurig
sind.

Zutaten:
- 3 Tropfen Patschuliöl

Zubereitung/Anwendung:
Zum Badewasser hinzufügen

Kapitel 10 - Ätherische Öle für guten Schlaf

Schlaflosigkeit

Diejenigen unter uns, die Schlafprobleme haben können sich die Macht ätherischer Öle zunutze machen. Das folgende Rezept ist für ein Massageöl, doch es kann auch in einen Diffusor gegeben werden oder zu einem heißen Bad vor dem Schlafen beigegeben werden (dann ohne das Trägeröl).

Zutaten:
- 10 Tropfen romanisches Kamillenöl
- 5 Tropfen Lavendelöl
- 3 Tropfen Patschuliöl
- 2 Tropfen Zedernöl
- 30ml süßes Mandelöl

Zubereitung/Anwendung:
Mischen Sie die Zutaten in einer dunklen Glasflasche, schütteln Sie gut. Massieren Sie die Mischung in die Haut ein, etwa eine Stunde bevor Sie schlafen gehen.

Mischung gegen Schlaflosigkeit

Um Schlaflosigkeit zu besiegen lösen Sie ein paar Tropfen ätherischer Öle vor dem Schlafengehen in einem heißen Bad.

Zutaten:
- 1 Tropfen Ylang Ylang Öl

- 1 Tropfen Majoranöl
- 1 Tropfen Sandelholzöl

Zubereitung/Anwendung:
Zu einem abendlichen Bad hinzufügen.

Therapeutischer Lavendel
Lavendelöl enthält entspannende Eigenschaften, die Ihnen beim entspannen und einschlafen helfen. Träufeln Sie es auf Ihr Kissen, wenn Sie Schlafprobleme haben.

Zutaten:
- 3 Tropfen Lavendelöl
- 1 Tropfen Zitronenöl

Zubereitung/Anwendung:
Vor dem Schlafen auf das Kissen träufeln.

Altrömischer Heiler
Romanisches Kamillenöl ist ein tolles Mittel gegen Schlaflosigkeit und ist ein altes Kraut mit therapeutischen Fähigkeiten.

Zutaten:
- 3 Tropfen Weihrauchöl
- 1 Teelöffel Avocadoöl
- 2 Tropfen romanisches Kamillenöl
- 50 Tropfen Wasser auf 1 Tropfen Öl

Zubereitung/Anwendung:
Zutaten gut vermischen und aus einem hohlen Gefäß inhalieren. Immer dann inhalieren, wenn Sie gestresst sind.

Ein natürliches Sedativum
Majoran ist ein natürliches, beruhigendes Öl, das als natürliches Sedativum wirkt.

Zutaten:
- 1 Tropfen Majoranöl
- 3 Tropfen Sandelholzöl

Zubereitung/Anwendung:
Mischen Sie die Zutaten mit einem Teelöffel Trägeröl wie Avocado oder Kokos. Tief und mehrfach in die Schulter einmassieren.

Depressionsbedingte Schlaflosigkeit
Bergamotte behandlet depressionsbedingte Schlaflosigkeit, da es die Stimmung verbessert.

Zutaten:
- 3 Tropfen Bergamotteöl
- 2 Tropfen Rosenholzöl

Zubereitung/Anwendung:
Tragen Sie die Öle auf Ihre Schläfen auf, am besten bei Bedarf mit einem Baumwolltuch.

In die Nacht driften
Muskatellersalbei wird Ihnen helfen, in einen ruhigen, tiefen Schlaf zu verfallen.

Zutaten:
- 3 Tropfen Muskatellersalbeiöl
- 3 Tropfen Lavendelöl

Zubereitung/Anwendung:
Die Mischung in den Rücken und die Knöchel einreiben.

Den Geist beruhigen

Kamille und Lavender zusammen maximieren Ihre Chancen für ruhigen Schlaf.

Zutaten:
- 2 Tropfen Lavendelöl
- 2 Tropfen Kamillenöl
- 1 Tropfen Majoranöl
- 1 Tropfen Thymianöl

Zubereitung/Anwendung:
- Lösen Sie die Mischung in Olivenöl oder einem anderen Trägeröl und tragen Sie auf schmerzendes Zahnfleisch auf oder verdampfen sie im Raum oder träufeln Sie auf ihr Kopfkissen.

Zurückschrauben

Ein heißes Getränk mit ätherischen Ölen zu trinken hilft Ihrem Körper beim entspannen und dem Nervensystem, herunterzufahren.

Zutaten:
- 2 tropfen Kamillenöl
- 1 Teelöffel Jojobaöl

Zubereitung/Anwendung:
Die Tropfen zu heißem Wasser zugeben und vor dem Schlafengehen trinken.

Erholsamer Schlaf
Sandelholzöl sorgt für Harmonie und Frieden. Sehr hilfreich wenn Sie müde sind aber nicht einschlafen können.

Zutaten:
- 3 Tropfen grünes Minzöl
- 1 Tropfen Sandelholzöl

Zubereitung/Anwendung:
Nutzen Sie die Aromata am Abend, indem Sie sie aus der Flasche oder über einen Inhalator einatmen.

Länger schlafen
Baldrianöl kann Ihnen helfen, schneller einzuschlafen und verlängert die Dauer und Tiefe Ihres Schlafes.

Zutaten:
- 3 Tropfen Eukalyptusöl
- 1 Teelöffel Baldrianöl

Zubereitung/Anwendung:
Gut vermischen und einatmen. Alternativ im dem Raum verdampfen, in dem Sie am meisten Zeit verbringen.

Länger ruhig schlafen
Für Menschen mit unruhigen Beinen in der Nacht kann die Inhalation von Zedernöl den Schlaf verbessern und zu viel nächtliche Bewegung reduzieren.

Zutaten:
- 3 Tropfen Zedernöl
- 2 Tropfen Ingweröl

Zubereitung/Anwendung:
Im Raum verdampfen, in dem Sie am meisten Zeit verbringen.

Stress und Anspannung lindern
Muskatellersablei hat zwei nützliche Effekte. Er hilft bei der Stabilisierung der Emotionen und ist toll gegen Stress.

Zutaten:
- 3 Tropfen Eukalyptusöl
- 1 Teelöffel Muskatellersalbeiöl

Zubereitung/Anwendung:
Gut mischen und über einen Diffusor oder direkt aus der Flasche inhalieren.

Zitronenöle
Limonene, die in Zitronenölen enthalten sind, verlängern Ihren Schlaf und entspannen die Muskulatur.

Zutaten:
- 3 Tropfen Zitronenöl
- 3 Tropfen Orangenöl

Zubereitung/Anwendung:
Verdampfen oder über einen Inhalator einatmen.

Danke Für den Kauf dieses Buches. Falls Ihnen das Buch gefallen hat würde ich mich sehr über eine Bewertung bei Amazon freuen. Alles Gute und viel Erfolg!!

www.ingramcontent.com/pod-product-compliance
Lightning Source LLC
Chambersburg PA
CBHW062103280526
45788CB00003B/1339